MW00928611

¿QUÉ ES CIALIS?

Cialis es un medicamento recetado de marca comercial. Está aprobado por la FDA para tratar lo siguiente en los hombres:

• Trastorno eréctil (DE), una circunstancia en la que es posible que no tenga o mantenga una erección

• Signos y síntomas de la hiperplasia prostática benigna (HPB), una condición de la próstata que puede causar problemas para orinar

• DE y signos y síntomas de HPB en conjunto

Cialis viene en forma de pastilla que usted traga. Está disponible en cuatro concentraciones: 2,5 mg, cinco mg, 10 mg y 20 mg. Dependiendo de su situación y de qué condición está tratando Cialis, puede tomar el medicamento antes del pasatiempo sexual o una vez al día.

Cialis incluye el aspecto de fármaco activo tadalafilo y pertenece a un grupo de medicamentos conocidos como inhibidores de la fosfodiesterasa 5 (PDE5). Para la disfunción eréctil, Cialis relaja los vasos sanguíneos que van al pene para que pueda fluir más sangre hacia él. Para los síntomas de BPH, Cialis relaja los músculos de la vejiga, lo que le permite orinar con mayor facilidad.

Hace uso de:

Tadalafil se usa para tratar problemas de características sexuales masculinas (impotencia o disfunción eréctil-ED). En combinación con la estimulación sexual, el tadalafilo funciona aumentando el flujo de sangre al pene para ayudar al hombre a lograr y mantener una erección. El tadalafilo también se usa para tratar los signos y síntomas del agrandamiento de la próstata (hiperplasia prostática benigna, HPB). Ayuda a aliviar los síntomas de la HPB, que incluyen dificultad para iniciar el flujo de orina, circulación débil y la necesidad de orinar con frecuencia o urgencia (incluso durante la mitad de la noche). Se cree que el tadalafilo actúa relajando el músculo limpio dentro de la próstata y la vejiga. Este fármaco ya no protege contra las enfermedades de transmisión sexual (incluido el VIH, la hepatitis B, la gonorrea, la sífilis). Ejercer "sexo seguro" junto con el uso de condones de látex. Consulte a su médico o farmacéutico para obtener información adicional.

¿CUÁN EXTENSIVO ES CIALIS ULTIMATE?

Cialis puede funcionar hasta por 36 horas en su cuerpo.

Para tratar el trastorno eréctil (DE), su médico también puede indicarle que esté tomando Cialis mejor según sus necesidades antes de la actividad sexual. (Consulte la sección "Dosificación de Cialis" más arriba para obtener más información). En este ejemplo, Cialis también puede seguir funcionando hasta 36 horas para ayudarlo a tener y mantener erecciones durante ese tiempo.

Sin embargo, si toma Cialis todos los días tanto para la hiperplasia prostática benigna (HPB) como para la disfunción eréctil, normalmente tendrá medicamentos en su sistema. Por lo tanto, seguirá funcionando durante el día.

LOS MEDIOS PARA USAR CIALIS

Lea el Folleto de estadísticas del paciente proporcionado por su farmacéutico antes de comenzar a tomar tadalafilo y cada vez que se llene. Cuando tenga cualquier duda, consulte a su médico o farmacéutico. Tome este remedio por vía oral, con o sin alimentos, según las indicaciones de su médico. No tome tadalafil con más frecuencia que una vez al día.

El productor indica que se trague este medicamento entero. Pero, muchas drogas comparables (tabletas de lanzamiento inmediato) se pueden cortar/batir.

Siga las instrucciones de su médico sobre la forma de tomar este medicamento.

La dosificación se basa principalmente en su situación médica, la respuesta al tratamiento y los diferentes medicamentos que tomará. Asegúrese de informar a su médico y farmacéutico sobre todos los productos que opera (incluidos los medicamentos recetados, las cápsulas sin receta y los productos naturales). Para tratar los síntomas de la BPH, tome este medicamento según las indicaciones de su médico, generalmente una vez por la tarde.

En caso de que también esté tomando finasteride con este medicamento para tratar los signos y síntomas de la HBP, informe a su médico aproximadamente cuánto tiempo debe seguir tomando este medicamento. Para tratar el trastorno eréctil-ED, existen 2 enfoques en los que se puede recetar tadalafil. Su médico determinará cuál es la forma excepcional para que pueda tomar tadalafilo. Siga exactamente las instrucciones de su médico, ya que su dosis depende de cómo lo esté tomando. La primera forma es tomarlo según sea necesario, generalmente como mínimo media hora antes de la actividad sexual. El efecto de Tadalafil sobre el potencial sexual también puede durar hasta 36 horas.

La segunda forma de tratar la disfunción eréctil es tomar tadalafil con frecuencia, tan pronto como una tarde todos los días. Si lo toma de esta manera, puede intentar la actividad sexual en cualquier momento entre sus dosis. Si está tomando tadalafilo para tratar tanto la disfunción eréctil como la BPH, tómelo según las indicaciones de su médico, generalmente una vez por la tarde. puede intentar pasatiempo sexual en cualquier momento entre sus dosis.

RESULTADOS DE LA PARTE

Puede causar dolor de cabeza, estómago insatisfecho, dolor en la parte inferior de la espalda, dolor muscular, fosa nasal tapada, sofocos o mareos. Si cualquiera de estas consecuencias persiste o empeora, informe inmediatamente a su médico o farmacéutico. Para reducir el riesgo de mareos y aturdimiento, levántese lentamente mientras se levanta de una posición sentada o acostada. Comprender que este medicamento ha sido recetado porque

porque su profesional de la salud ha juzgado que el beneficio para usted es mayor que el peligro de los resultados secundarios. Muchos seres humanos el uso de este fármaco medicinal ya no tienen efectos secundarios extremos. La afición sexual también puede ejercer más presión sobre su corazón, especialmente si tiene problemas cardíacos. Si tiene problemas cardíacos y se deleita con alguno de esos efectos secundarios graves al mismo tiempo que tiene relaciones sexuales, deténgase y obtenga ayuda médica de inmediato: mareos intensos, desmayos, dolor en el pecho/mandíbula/brazo izquierdo, náuseas. Con poca frecuencia, también puede surgir una visión reducida inesperada, incluida la ceguera permanente, en uno o ambos ojos (NAION). Si ocurre este problema grave, evite tomar tadalafilo y busque atención médica de inmediato. Tiene un riesgo un poco mayor de desarrollar NAION cuando tiene problemas cardíacos, diabetes, colesterol alto, otros problemas oculares positivos ("disco abarrotado"), presión arterial alta, si tiene más de 50 años o si fuma. Rara vez, además, puede ocurrir una disminución repentina o falta de audición, en ocasiones con zumbido en los oídos y mareos. Evite tomar tadalafilo y obtenga atención médica de inmediato si ocurren esos efectos. En el caso poco común de que tenga una erección dolorosa o prolongada que dure cuatro horas o más, evite el uso de este medicamento y obtenga atención médica de inmediato, o pueden ocurrir problemas permanentes. Una reacción de hipersensibilidad completamente severa a este medicamento es rara. Sin embargo, obtenga asistencia médica de inmediato si nota signos y síntomas de hipersensibilidad extrema, que incluyen: erupción cutánea, picazón/inflamación (especialmente en la cara/lengua/garganta), mareos intensos, dificultad para respirar.

Esta no es una lista completa de posibles consecuencias secundarias. En caso de que conozca otros resultados que ya no figuran en la lista anterior, comuníquese con su médico o farmacéutico.

EFICIENCIA

Cialis se convirtió en un remedio efectivo para tratar los síntomas de BPH en ensayos científicos. Los investigadores utilizaron una escala conocida como la puntuación mundial de síntomas de la próstata (IPSS). El IPSS es un cuestionario que se administra a los seres humanos para determinar si mejoran los síntomas de la BPH. Los signos y síntomas incluían urgencia urinaria (ganas inesperadas de orinar), flujo de orina vulnerable y esfuerzo para orinar.

Una puntuación más alta significaba que los signos y

síntomas de la HPB habían sido peores. La intención se convirtió en tener una calificación más baja, lo que indica que las personas han tenido menos y menos síntomas extremos de HBP.

La investigación analizó seres humanos con BPH que tomaron Cialis o un placebo (tratamiento sin un fármaco activo). Los investigadores observaron que las personas que tomaron:

• Cialis tuvo una disminución de su puntuación IPSS de cuatro,8 a 5,6 puntos

• Un placebo tuvo una calificación IPSS más baja de dos,2 a unos pocos,6 puntos

Esto significa que el grupo de Cialis notó una disminución mayor en la variedad y gravedad de los síntomas de la BPH que la institución del placebo.

CIALIS PARA TEJA URETERAL

Cialis no está permitido por la FDA para tratar cálculos ureterales. Pero, se puede utilizar off-label por este motivo. Un ensayo clínico de Trusted Supply comparó Cialis con tamsulosina (Flomax), un medicamento que a menudo se usa para tratar los cálculos ureterales. El estudio mostró que más personas que tomaron Cialis fueron capaces de saltar sus piedras que aquellas que tomaron tamsulosina.

Los cálculos ureterales generalmente comienzan como cálculos renales y luego circulan hacia el uréter (el conducto por el que viaja la orina desde el riñón hasta la vejiga). Los cálculos renales son minerales que forman una piedra dentro de un riñón. Cialis puede usarse para tratar cálculos ureterales mediante la relajación de los músculos del uréter. Esto ensancha el uréter, lo que le permite pasar los cálculos con más facilidad.

CANTIDAD MEDIDA DE CIALIS

La dosis de Cialis que le recete su médico dependerá de varios elementos. Esos incluyen:

• El tipo y la gravedad de la situación para la que está usando Cialis

• Su edad

• Diferentes condiciones científicas que podrías tener

• Con qué frecuencia toma Cialis

Por lo general, su médico le recetará una dosis baja. Luego lo ajustarán a lo largo de los años para alcanzar la cantidad adecuada para usted. Al final, su médico le recetará la dosis más pequeña que ofrezca el efecto deseado. Cuando tiene ciertas situaciones, que incluyen problemas renales o hepáticos, su médico también puede indicarle que comience con una dosis baja de Cialis. Eso se logra para que el medicamento no tenga un efecto en sus otras situaciones.

RESULTADOS DE PARTE INSIGNIFICANTE

Los efectos secundarios moderados de Cialis pueden incluir:*

• Dolor de cabeza

• Acidez

• Dolor de nuevo

• Dolor muscular

• Fosa nasal tapada

• enrojecimiento (calor y enrojecimiento de la piel)

• dolor en los brazos o las piernas

La mayoría de estos efectos secundarios pueden desaparecer

en unos días o un par de semanas. Pero si se vuelven más extremos o no desaparecen, hable con su médico o farmacéutico.

RETORTA HIPERSENSITIVA

Al igual que con las cápsulas máximas, algunas personas pueden tener una reacción de hipersensibilidad después de tomar Cialis. Las reacciones de hipersensibilidad se produjeron en med ensayos clínicos de Cialis, pero no se pronunció qué cantidad de personas los tenían. Las reacciones de hipersensibilidad incluían una erupción extrema y problemas de la piel junto con el síndrome de Stevens-Johnson (una erupción que amenaza la vida y causa ampollas dolorosas).

Los signos y síntomas de una alergia leve pueden consistir en:

- Erupción en la piel

- picazón

- enjuague

Una reacción de hipersensibilidad más intensa es rara pero factible. Los signos y síntomas de una hipersensibilidad intensa pueden incluir:

- hinchazón debajo de la piel, comúnmente en los párpados, los labios, las manos o los pies

- hinchazón de la lengua, la boca o la garganta

- Problemas para respirar

Llame a su médico de inmediato cuando tenga una alergia extrema a Cialis. Llame al 911 en caso de que sus síntomas perciban estilos de vida amenazantes o si cree que tiene una emergencia científica.

MOLESTIA

El dolor de cabeza es un efecto secundario común que puede ocurrir con Cialis. En los juicios médicos, dependiendo de la circunstancia que se maneje:

• Entre el 3 % y el 15 % de los que tomaron Cialis tuvieron complicaciones

• Entre el 2,3 % y el 5 % de las personas que tomaron un placebo (remedio sin un fármaco activo) tuvieron complicaciones

Si tiene complicaciones que pueden ser molestas para usted mientras usa Cialis, hable con su médico. Podrán respaldar enfoques para ayudar a aliviar este impacto secundario.

Una vez más, el dolor es un efecto secundario común con Cialis. En los ensayos clínicos, dependiendo de la situación que se maneje, el dolor devuelto se dice en:

- 2% a 6% de las personas que tomaron Cialis

- 1% a tres% de los que tomaron un placebo

Nuevamente, el dolor generalmente ocurre entre 12 y 24 horas después de tomar Cialis. Por lo general, el dolor de espalda desaparece dentro de los 2 días posteriores a la toma de su dosis.

al mismo tiempo que toma Cialis, si tiene dolor lumbar que le molesta o no desaparece, comuníquese con su médico. Podrán sugerir enfoques para ayudar a aliviar este efecto secundario. Su médico también puede hacer más pruebas para ver qué le está causando el dolor devuelto.

EL FIN

Made in United States
Troutdale, OR
05/10/2024

19788780R00022